Psoriasis

Tratamiento Simple

Por

GUSTAVO SANCHEZ

Contenido

Para quienes han luchado con
este problema de piel i no an
tenido exito en tratarlo.

Hola mi nombre es Gustavo i tengo psoriasis.

He luchado con esta condicion por mas de 20 anos. Por muchas visitas a dermatologos i naturalistas mas haciendo mi propia busqueda e desarrollado la manera de controlar psoriasis.

Usted probablemente esta diciendo como es posible salir con su propia manera de tratar psoriasis? Como dije antes, por muchas visitas a dermatologos, naturalistas, busquedas en libros i articulos encontrados en internet e logrado salir con un simple plan para mermar los efectos, suavizar la piel i creame que trabaja, solo siga leyendo.

Esta es la primera cosa que uno hace cuando alguien encuentra algo mal con su piel, correr a un dermatologo.

Ahora no estoy diciendo que un dermatologo no sea una fuente buena para encontrar respuestas sobre problemas de piel pero no es la unica fuente pa tener respuestas tampoco.

Aprendi que los dermatologos saben el lado cientifico de como determinar que tipo de condicion de piel un individuo esta sufriendo i la medecina, crema o untamento usar para tratar, por eso no importaba cuantas veces visitaba un dermatologo seguia terminando con cremas o untamentos que no trabajaban bien i esto se estaba volviendo frustante.

De todos modos si encontre una crema que enverdad trabaja, pero pase mucho tiempo tratando i buscandola. Les dare los detalles luego.

Segunda cosa que trate despues de no llegar a ningun lado con el dermatologo fue tratar un naturalista, ahora aqui si me estaba acercando a mi respuesta en resolver el problema de psoriasis.

La diferencia del naturalista es que encuentran la causa del problema de la piel limpiando el interior i proporcionando una dieta muy estricta que para mi era imposible cumplir, tube que eliminar sazones, carnes, un monton de comida solo quedandome con vegetales i sopas simples haciendome perder tanto peso que mis amigos estaban preocupados por mi salud

Aunque no segui ninguna dieta naturalista, si encontre mediante ellos que algunos alimentos provocan el psoriasis, les dire adelante sobre esos alimentos.

Por ultimo despues de perder toda esperanza en encontrar algun tratamiento bueno para mi piel, decidi hacer una intensa busqueda, lei libros en el tema i tambien encontre articulos en el internet que me ayudaron a entender mejor por que algunas cosas si trabajaban i otras no. Finalmente estaba en el camino correcto para tratar con la psoriasis. En la proxima pagina les dire que aprendi de mi experiencia para salir con el tratamiento.

#1

Mi Respuesta Dermatologa

La crema o oumento que si trabaja se llama **TRIAMCINOLONE ACETONIDE OINTMENT USP, 0.1%** la marca es **FOUGERA** pero cualquier marca es buena, solo asegurese que el nombre de la crema sea el mismo.

Detodas las pomadas que e usado esta es la unica que pudo sanar mi piel rrapido, aplique una porcion pequena en la parte afectada i el siguiente dia estara bien.

Recomiendo que aplique una porcion pequena donde la nesecite porque es tan aceitosa que un poco cubre bastante area en la piel, no salga al sol o fume cigarros cuando tenga esto puesto, se puede quemar.

Para esta pomada necesitara una prescricion de su dermatologo i el precio regular por 80 gramos esta en los $20 o menos, no esta mal para lo que hace.

Una cosa mas, nesecitan usar un champu i jabon suave, You uso el champu 809 ESTRELLA i jabon DALAN pero cualquier producto suave esta bien.

#2

Mi Respuesta Naturalista

Alimentos que nesecitan ser reducidos son...

Leche, Café, frutas i vegetales Citricos como **Naranjas, Limones, Tomates** son los principales, **Licor, Frituras** i el peor de todos **AZUCAR!!**

Estos alimentos son la causa del brote i la intensa picazon que ocurre cuando uno de estos se come, unos tienen una reacion mas fuerte que otros i el azucar es el mas peligroso en crear un brote de psoriasis.

Pueden comensar mermando cada uno de estos poco a poco pero si esta sufriendo de picazon severa i brotes le sugiero cortarlos de imediato, creame vera resultados casi instanteanos.

Con el tiempo todos los alimentos anteriores pueden ser consumidos otra vez moderadamente, asegurandose de no abusar i llegar al punto de brote, pero no resulta lo mismo con el **azucar!!**

Me di de cuenta que cada vez leche, café, frutas o vegetales citricos, frituras i licor eran introducidos en mi cuerpo de vez en cuando, tenia un efecto menor en la piel pero no era lo mismo con el **AZUCAR!**

En seguida que **AZUCAR** entraba en mi cuerpo tenia una reacion instantanea, desatando la psoriasis en un tiempo de 24 horas o menos! No importa que producto con **AZUCAR** consumia, jugos en botellados, bebidas deportivas, azucar, galletas, pastel, todas me afectaban la piel brotandome en picazon!

Si nesecitas azucar en tu dieta, entonces consume frutas frescas o jugos naturales frescos, si eso no es posible, endulza tu bebida con una cucharada pequena de azucar pero nada mas que una i observa como reaciona tu piel.

#3

Mi Respuesta de busqueda

Durante el tiempo que descubria todo lo anterior encontre que era necesario prolongar extra la sanacion de la piel, fue cuando me di cuenta que mi cuerpo nesecitaba antioxidantes i algun tipo de aceite natural consumible para que la piel produciera aceite i combatir los efectos de piel seca creada por la Psoriasis, la respuesta?**ACEITE DE LINAZA**!(FLAXSEED OIL)

Ahora se preguntaran por que no aceite de **PEZ**? Si se puede usar el de pez pero el de **LINAZA** contiene los Omegas mas altos, por eso la recomendo, ahora preguntaran que clase de linaza comprar?
La respuesta es las capsulas de aceite, no compre el polvo, necesitan el aceite concentrado

para que trabaje de inmediato en el cuerpo i cualquier marca es aceptable, no compre la mas cara por que estara pagando extra por marca, yo compro la generica que es mas barata i trae mas capsulas.

Casi me olvido! Tome mucha agua, este liquido limpia el cuerpo entero i trate de tomarlo durante o despues de cada comida para ayudar a procesar el alimento en los intestinos.

Mi conclusion

#1

Compre el **TRIAMCINOLONE OINTMENT** i aplique en la area afectada.

#2

Elimine o consume menos **Leche**, **Café**, **Licor**, frutas o vegetales **Citricos** como el **limon**, **naranja**, **tomate**, i **frituras**, haga lo possible de mantenerse lejos del **AZUCAR!!**

#3

Compre **Aceite de Linaza** (FLAXSEED OIL**)** i tome una capsula diaria.

#4

Tome bastante agua despues de cada comida o cuando tenga sed, el cuerpo esta compuesto de 60% agua i tomando agua mantiene el sistema entero fresco!

En conjunto sugiero que moderadamente empiece cortando el consumo de lo que mencione anteriormente pero si nesecita deshacerse de la dolorosa picazon agobiante rapido entonces elimine todo inmediato, comiense aplicando la crema i tomando la Linaza, despues que la piel mejore puede introducir los alimentos que le gustan pero cuidese de no pasarse o regresara donde empezo!

Una cosa mas, los resultados varian de perosona en persona pero si se sigue paso por paso vera como su piel empezara a lucir mejor dia a dia.

Gracias por leer este manual i espero lo mejor en su tratamiento simple contra la Psoriasis.